THIS BOOK BELONGS TO :

_____

_____

_____

_____

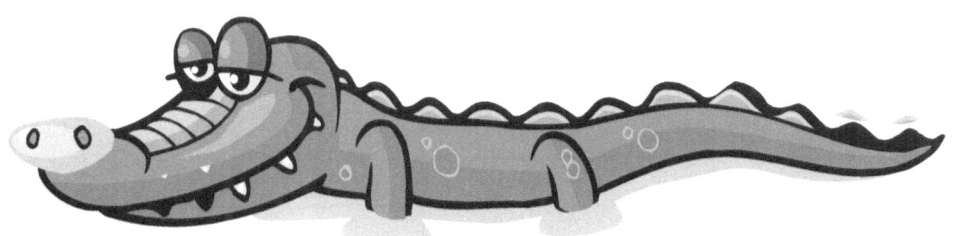

MONDAY

Time	Systolic (upper number)	Diastolic (lower number)	NOTE
AM			
AM			....
PM			....
PM			....
			....

TUESDAY

Time	Systolic (upper number)	Diastolic (lower number)	NOTE
AM			
AM			....
PM			....
PM			....
			....

WEDNESDAY

Time	Systolic (upper number)	Diastolic (lower number)	NOTE
AM			
AM			....
PM			....
PM			....
			....

THURSDAY

Time	Systolic (upper number)	Diastolic (lower number)	NOTE
AM			
AM			....
PM			....
PM			....
			....

FRIDAY

Time	Systolic (upper number)	Diastolic (lower number)	NOTE
AM			
AM			
PM			
PM			

SATURDAY

Time	Systolic (upper number)	Diastolic (lower number)	NOTE
AM			
AM			
PM			
PM			

SUNDAY

Time	Systolic (upper number)	Diastolic (lower number)	NOTE
AM			
AM			
PM			
PM			

MONDAY

Time	Systolic (upper number)	Diastolic (lower number)	NOTE
AM			
AM			....
PM			....
PM			....
			....

TUESDAY

Time	Systolic (upper number)	Diastolic (lower number)	NOTE
AM			
AM			....
PM			....
PM			....
			....

WEDNESDAY

Time	Systolic (upper number)	Diastolic (lower number)	NOTE
AM			
AM			....
PM			....
PM			....
			....

THURSDAY

Time	Systolic (upper number)	Diastolic (lower number)	NOTE
AM			
AM			....
PM			....
PM			....
			....

FRIDAY

Time	Systolic (upper number)	Diastolic (lower number)	NOTE
AM			
AM			
PM			
PM			

SATURDAY

Time	Systolic (upper number)	Diastolic (lower number)	NOTE
AM			
AM			
PM			
PM			

SUNDAY

Time	Systolic (upper number)	Diastolic (lower number)	NOTE
AM			
AM			
PM			
PM			

MONDAY

Time	Systolic (upper number)	Diastolic (lower number)	NOTE
AM			
AM			....
PM			....
PM			....

TUESDAY

Time	Systolic (upper number)	Diastolic (lower number)	NOTE
AM			
AM			....
PM			....
PM			....
			....

WEDNESDAY

Time	Systolic (upper number)	Diastolic (lower number)	NOTE
AM			
AM			....
PM			....
PM			....
			....

THURSDAY

Time	Systolic (upper number)	Diastolic (lower number)	NOTE
AM			
AM			....
PM			....
PM			....
			....

FRIDAY

Time	Systolic (upper number)	Diastolic (lower number)	NOTE
AM			
AM			
PM			
PM			

SATURDAY

Time	Systolic (upper number)	Diastolic (lower number)	NOTE
AM			
AM			
PM			
PM			

SUNDAY

Time	Systolic (upper number)	Diastolic (lower number)	NOTE
AM			
AM			
PM			
PM			

MONDAY

Time	Systolic (upper number)	Diastolic (lower number)	NOTE
AM			
AM			
PM			
PM			

TUESDAY

Time	Systolic (upper number)	Diastolic (lower number)	NOTE
AM			
AM			
PM			
PM			

WEDNESDAY

Time	Systolic (upper number)	Diastolic (lower number)	NOTE
AM			
AM			
PM			
PM			

THURSDAY

Time	Systolic (upper number)	Diastolic (lower number)	NOTE
AM			
AM			
PM			
PM			

FRIDAY

Time	Systolic (upper number)	Diastolic (lower number)	NOTE
AM			
AM			
PM			
PM			

SATURDAY

Time	Systolic (upper number)	Diastolic (lower number)	NOTE
AM			
AM			
PM			
PM			

SUNDAY

Time	Systolic (upper number)	Diastolic (lower number)	NOTE
AM			
AM			
PM			
PM			

MONDAY

Time	Systolic (upper number)	Diastolic (lower number)	NOTE
AM			
AM			
PM			
PM			

TUESDAY

Time	Systolic (upper number)	Diastolic (lower number)	NOTE
AM			
AM			
PM			
PM			

WEDNESDAY

Time	Systolic (upper number)	Diastolic (lower number)	NOTE
AM			
AM			
PM			
PM			

THURSDAY

Time	Systolic (upper number)	Diastolic (lower number)	NOTE
AM			
AM			
PM			
PM			

FRIDAY

Time	Systolic (upper number)	Diastolic (lower number)	NOTE
AM			
AM			
PM			
PM			

SATURDAY

Time	Systolic (upper number)	Diastolic (lower number)	NOTE
AM			
AM			
PM			
PM			

SUNDAY

Time	Systolic (upper number)	Diastolic (lower number)	NOTE
AM			
AM			
PM			
PM			

MONDAY

Time	Systolic (upper number)	Diastolic (lower number)	NOTE
AM			
AM			....
PM			....
PM			....
			....

TUESDAY

Time	Systolic (upper number)	Diastolic (lower number)	NOTE
AM			
AM			....
PM			....
PM			....
			....

WEDNESDAY

Time	Systolic (upper number)	Diastolic (lower number)	NOTE
AM			
AM			....
PM			....
PM			....
			....

THURSDAY

Time	Systolic (upper number)	Diastolic (lower number)	NOTE
AM			
AM			....
PM			....
PM			....
			....

FRIDAY

Time	Systolic (upper number)	Diastolic (lower number)	NOTE
AM			
AM			
PM			
PM			

SATURDAY

Time	Systolic (upper number)	Diastolic (lower number)	NOTE
AM			
AM			
PM			
PM			

SUNDAY

Time	Systolic (upper number)	Diastolic (lower number)	NOTE
AM			
AM			
PM			
PM			

MONDAY

Time	Systolic (upper number)	Diastolic (lower number)	NOTE
AM			
AM			
PM			
PM			

TUESDAY

Time	Systolic (upper number)	Diastolic (lower number)	NOTE
AM			
AM			
PM			
PM			

WEDNESDAY

Time	Systolic (upper number)	Diastolic (lower number)	NOTE
AM			
AM			
PM			
PM			

THURSDAY

Time	Systolic (upper number)	Diastolic (lower number)	NOTE
AM			
AM			
PM			
PM			

FRIDAY

Time	Systolic (upper number)	Diastolic (lower number)	NOTE
AM			
AM			....
PM			....
PM			....

SATURDAY

Time	Systolic (upper number)	Diastolic (lower number)	NOTE
AM			
AM			....
PM			....
PM			....
			....

SUNDAY

Time	Systolic (upper number)	Diastolic (lower number)	NOTE
AM			
AM			....
PM			....
PM			....
			....

MONDAY

Time	Systolic (upper number)	Diastolic (lower number)	NOTE
AM			
AM			....
PM			....
PM			....
			....

TUESDAY

Time	Systolic (upper number)	Diastolic (lower number)	NOTE
AM			
AM			....
PM			....
PM			....
			....

WEDNESDAY

Time	Systolic (upper number)	Diastolic (lower number)	NOTE
AM			
AM			....
PM			....
PM			....
			....

THURSDAY

Time	Systolic (upper number)	Diastolic (lower number)	NOTE
AM			
AM			....
PM			....
PM			....
			....

FRIDAY

Time	Systolic (upper number)	Diastolic (lower number)	NOTE
AM			
AM			
PM			
PM			

SATURDAY

Time	Systolic (upper number)	Diastolic (lower number)	NOTE
AM			
AM			
PM			
PM			

SUNDAY

Time	Systolic (upper number)	Diastolic (lower number)	NOTE
AM			
AM			
PM			
PM			

MONDAY

Time	Systolic (upper number)	Diastolic (lower number)	NOTE
AM			
AM			....
PM			....
PM			....
			....

TUESDAY

Time	Systolic (upper number)	Diastolic (lower number)	NOTE
AM			
AM			....
PM			....
PM			....
			....

WEDNESDAY

Time	Systolic (upper number)	Diastolic (lower number)	NOTE
AM			
AM			....
PM			....
PM			....
			....

THURSDAY

Time	Systolic (upper number)	Diastolic (lower number)	NOTE
AM			
AM			....
PM			....
PM			....
			....

FRIDAY

Time	Systolic (upper number)	Diastolic (lower number)	NOTE
AM			
AM			
PM			
PM			

SATURDAY

Time	Systolic (upper number)	Diastolic (lower number)	NOTE
AM			
AM			
PM			
PM			

SUNDAY

Time	Systolic (upper number)	Diastolic (lower number)	NOTE
AM			
AM			
PM			
PM			

MONDAY

Time	Systolic (upper number)	Diastolic (lower number)	NOTE
AM			
AM			
PM			
PM			

TUESDAY

Time	Systolic (upper number)	Diastolic (lower number)	NOTE
AM			
AM			
PM			
PM			

WEDNESDAY

Time	Systolic (upper number)	Diastolic (lower number)	NOTE
AM			
AM			
PM			
PM			

THURSDAY

Time	Systolic (upper number)	Diastolic (lower number)	NOTE
AM			
AM			
PM			
PM			

FRIDAY

Time		Systolic (upper number)	Diastolic (lower number)	NOTE
	AM			
	AM			
	PM			
	PM			

SATURDAY

Time		Systolic (upper number)	Diastolic (lower number)	NOTE
	AM			
	AM			
	PM			
	PM			

SUNDAY

Time		Systolic (upper number)	Diastolic (lower number)	NOTE
	AM			
	AM			
	PM			
	PM			

MONDAY

Time	Systolic (upper number)	Diastolic (lower number)	NOTE
AM			
AM			....
PM			....
PM			....

TUESDAY

Time	Systolic (upper number)	Diastolic (lower number)	NOTE
AM			
AM			....
PM			....
PM			....

WEDNESDAY

Time	Systolic (upper number)	Diastolic (lower number)	NOTE
AM			
AM			....
PM			....
PM			....

THURSDAY

Time	Systolic (upper number)	Diastolic (lower number)	NOTE
AM			
AM			....
PM			....
PM			....

FRIDAY

Time	Systolic (upper number)	Diastolic (lower number)	NOTE
AM			
AM			
PM			
PM			

SATURDAY

Time	Systolic (upper number)	Diastolic (lower number)	NOTE
AM			
AM			
PM			
PM			

SUNDAY

Time	Systolic (upper number)	Diastolic (lower number)	NOTE
AM			
AM			
PM			
PM			

MONDAY	Time	Systolic (upper number)	Diastolic (lower number)	NOTE
	AM			
	AM			
	PM			
	PM			

TUESDAY	Time	Systolic (upper number)	Diastolic (lower number)	NOTE
	AM			
	AM			
	PM			
	PM			

WEDNESDAY	Time	Systolic (upper number)	Diastolic (lower number)	NOTE
	AM			
	AM			
	PM			
	PM			

THURSDAY	Time	Systolic (upper number)	Diastolic (lower number)	NOTE
	AM			
	AM			
	PM			
	PM			

FRIDAY

Time	Systolic (upper number)	Diastolic (lower number)	NOTE
AM			
AM			
PM			
PM			

SATURDAY

Time	Systolic (upper number)	Diastolic (lower number)	NOTE
AM			
AM			
PM			
PM			

SUNDAY

Time	Systolic (upper number)	Diastolic (lower number)	NOTE
AM			
AM			
PM			
PM			

MONDAY

Time	Systolic (upper number)	Diastolic (lower number)	NOTE
AM			
AM			
PM			
PM			

TUESDAY

Time	Systolic (upper number)	Diastolic (lower number)	NOTE
AM			
AM			
PM			
PM			

WEDNESDAY

Time	Systolic (upper number)	Diastolic (lower number)	NOTE
AM			
AM			
PM			
PM			

THURSDAY

Time	Systolic (upper number)	Diastolic (lower number)	NOTE
AM			
AM			
PM			
PM			

FRIDAY

Time	Systolic (upper number)	Diastolic (lower number)	NOTE
AM			
AM			
PM			
PM			

SATURDAY

Time	Systolic (upper number)	Diastolic (lower number)	NOTE
AM			
AM			
PM			
PM			

SUNDAY

Time	Systolic (upper number)	Diastolic (lower number)	NOTE
AM			
AM			
PM			
PM			

MONDAY

Time	Systolic (upper number)	Diastolic (lower number)	NOTE
AM			
AM			....
PM			....
PM			....

TUESDAY

Time	Systolic (upper number)	Diastolic (lower number)	NOTE
AM			
AM			....
PM			....
PM			....

WEDNESDAY

Time	Systolic (upper number)	Diastolic (lower number)	NOTE
AM			
AM			....
PM			....
PM			....

THURSDAY

Time	Systolic (upper number)	Diastolic (lower number)	NOTE
AM			
AM			....
PM			....
PM			....

FRIDAY

Time	Systolic (upper number)	Diastolic (lower number)	NOTE
AM			
AM			
PM			
PM			

SATURDAY

Time	Systolic (upper number)	Diastolic (lower number)	NOTE
AM			
AM			
PM			
PM			

SUNDAY

Time	Systolic (upper number)	Diastolic (lower number)	NOTE
AM			
AM			
PM			
PM			

MONDAY

Time	Systolic (upper number)	Diastolic (lower number)	NOTE
AM			....
AM			....
PM			....
PM			....

TUESDAY

Time	Systolic (upper number)	Diastolic (lower number)	NOTE
AM			....
AM			....
PM			....
PM			....

WEDNESDAY

Time	Systolic (upper number)	Diastolic (lower number)	NOTE
AM			....
AM			....
PM			....
PM			....

THURSDAY

Time	Systolic (upper number)	Diastolic (lower number)	NOTE
AM			....
AM			....
PM			....
PM			....

FRIDAY

Time	Systolic (upper number)	Diastolic (lower number)	NOTE
AM			
AM			
PM			
PM			

SATURDAY

Time	Systolic (upper number)	Diastolic (lower number)	NOTE
AM			
AM			
PM			
PM			

SUNDAY

Time	Systolic (upper number)	Diastolic (lower number)	NOTE
AM			
AM			
PM			
PM			

MONDAY

Time	Systolic (upper number)	Diastolic (lower number)	NOTE
AM			
AM			....
PM			....
PM			....
			....

TUESDAY

Time	Systolic (upper number)	Diastolic (lower number)	NOTE
AM			
AM			....
PM			....
PM			....
			....

WEDNESDAY

Time	Systolic (upper number)	Diastolic (lower number)	NOTE
AM			
AM			....
PM			....
PM			....
			....

THURSDAY

Time	Systolic (upper number)	Diastolic (lower number)	NOTE
AM			
AM			....
PM			....
PM			....
			....

FRIDAY

Time	Systolic (upper number)	Diastolic (lower number)	NOTE
AM			
AM			
PM			
PM			

SATURDAY

Time	Systolic (upper number)	Diastolic (lower number)	NOTE
AM			
AM			
PM			
PM			

SUNDAY

Time	Systolic (upper number)	Diastolic (lower number)	NOTE
AM			
AM			
PM			
PM			

MONDAY

Time	Systolic (upper number)	Diastolic (lower number)	NOTE
AM			
AM			
PM			
PM			

TUESDAY

Time	Systolic (upper number)	Diastolic (lower number)	NOTE
AM			
AM			
PM			
PM			

WEDNESDAY

Time	Systolic (upper number)	Diastolic (lower number)	NOTE
AM			
AM			
PM			
PM			

THURSDAY

Time	Systolic (upper number)	Diastolic (lower number)	NOTE
AM			
AM			
PM			
PM			

FRIDAY

Time	Systolic (upper number)	Diastolic (lower number)	NOTE
AM			
AM			
PM			
PM			

SATURDAY

Time	Systolic (upper number)	Diastolic (lower number)	NOTE
AM			
AM			
PM			
PM			

SUNDAY

Time	Systolic (upper number)	Diastolic (lower number)	NOTE
AM			
AM			
PM			
PM			

MONDAY

Time	Systolic (upper number)	Diastolic (lower number)	NOTE
AM			
AM			....
PM			....
PM			

TUESDAY

Time	Systolic (upper number)	Diastolic (lower number)	NOTE
AM			
AM			....
PM			....
PM			

WEDNESDAY

Time	Systolic (upper number)	Diastolic (lower number)	NOTE
AM			
AM			....
PM			....
PM			

THURSDAY

Time	Systolic (upper number)	Diastolic (lower number)	NOTE
AM			
AM			....
PM			....
PM			

FRIDAY

Time	Systolic (upper number)	Diastolic (lower number)	NOTE
AM			
AM			
PM			
PM			

SATURDAY

Time	Systolic (upper number)	Diastolic (lower number)	NOTE
AM			
AM			
PM			
PM			

SUNDAY

Time	Systolic (upper number)	Diastolic (lower number)	NOTE
AM			
AM			
PM			
PM			

MONDAY

Time	Systolic (upper number)	Diastolic (lower number)	NOTE
AM			
AM			....
PM			....
PM			....

TUESDAY

Time	Systolic (upper number)	Diastolic (lower number)	NOTE
AM			
AM			....
PM			....
PM			....
			....

WEDNESDAY

Time	Systolic (upper number)	Diastolic (lower number)	NOTE
AM			
AM			....
PM			....
PM			....
			....

THURSDAY

Time	Systolic (upper number)	Diastolic (lower number)	NOTE
AM			
AM			....
PM			....
PM			....
			....

FRIDAY

Time	Systolic (upper number)	Diastolic (lower number)	NOTE
AM			
AM			
PM			
PM			

SATURDAY

Time	Systolic (upper number)	Diastolic (lower number)	NOTE
AM			
AM			
PM			
PM			

SUNDAY

Time	Systolic (upper number)	Diastolic (lower number)	NOTE
AM			
AM			
PM			
PM			

MONDAY

Time	Systolic (upper number)	Diastolic (lower number)	NOTE
AM			
AM			....
PM			....
PM			....
			....

TUESDAY

Time	Systolic (upper number)	Diastolic (lower number)	NOTE
AM			
AM			....
PM			....
PM			....
			....

WEDNESDAY

Time	Systolic (upper number)	Diastolic (lower number)	NOTE
AM			
AM			....
PM			....
PM			....
			....

THURSDAY

Time	Systolic (upper number)	Diastolic (lower number)	NOTE
AM			
AM			....
PM			....
PM			....
			....

FRIDAY

Time	Systolic (upper number)	Diastolic (lower number)	NOTE
AM			
AM			
PM			
PM			

SATURDAY

Time	Systolic (upper number)	Diastolic (lower number)	NOTE
AM			
AM			
PM			
PM			

SUNDAY

Time	Systolic (upper number)	Diastolic (lower number)	NOTE
AM			
AM			
PM			
PM			

MONDAY

Time	Systolic (upper number)	Diastolic (lower number)	NOTE
AM			
AM			....
PM			....
PM			....
			....

TUESDAY

Time	Systolic (upper number)	Diastolic (lower number)	NOTE
AM			
AM			....
PM			....
PM			....
			....

WEDNESDAY

Time	Systolic (upper number)	Diastolic (lower number)	NOTE
AM			
AM			....
PM			....
PM			....
			....

THURSDAY

Time	Systolic (upper number)	Diastolic (lower number)	NOTE
AM			
AM			....
PM			....
PM			....
			....

FRIDAY

Time	Systolic (upper number)	Diastolic (lower number)	NOTE
AM			
AM			
PM			
PM			

SATURDAY

Time	Systolic (upper number)	Diastolic (lower number)	NOTE
AM			
AM			
PM			
PM			

SUNDAY

Time	Systolic (upper number)	Diastolic (lower number)	NOTE
AM			
AM			
PM			
PM			

MONDAY

Time	Systolic (upper number)	Diastolic (lower number)	NOTE
AM			
AM			
PM			
PM			

TUESDAY

Time	Systolic (upper number)	Diastolic (lower number)	NOTE
AM			
AM			
PM			
PM			

WEDNESDAY

Time	Systolic (upper number)	Diastolic (lower number)	NOTE
AM			
AM			
PM			
PM			

THURSDAY

Time	Systolic (upper number)	Diastolic (lower number)	NOTE
AM			
AM			
PM			
PM			

FRIDAY

Time	Systolic (upper number)	Diastolic (lower number)	NOTE
AM			
AM			
PM			
PM			

SATURDAY

Time	Systolic (upper number)	Diastolic (lower number)	NOTE
AM			
AM			
PM			
PM			

SUNDAY

Time	Systolic (upper number)	Diastolic (lower number)	NOTE
AM			
AM			
PM			
PM			

MONDAY

Time		Systolic (upper number)	Diastolic (lower number)	NOTE
	AM			
	AM			....
	PM			....
	PM			....

TUESDAY

Time		Systolic (upper number)	Diastolic (lower number)	NOTE
	AM			
	AM			....
	PM			....
	PM			....

WEDNESDAY

Time		Systolic (upper number)	Diastolic (lower number)	NOTE
	AM			
	AM			....
	PM			....
	PM			....

THURSDAY

Time		Systolic (upper number)	Diastolic (lower number)	NOTE
	AM			
	AM			....
	PM			....
	PM			....

FRIDAY

Time	Systolic (upper number)	Diastolic (lower number)	NOTE
AM			
AM			
PM			
PM			

SATURDAY

Time	Systolic (upper number)	Diastolic (lower number)	NOTE
AM			
AM			
PM			
PM			

SUNDAY

Time	Systolic (upper number)	Diastolic (lower number)	NOTE
AM			
AM			
PM			
PM			

MONDAY

Time	Systolic (upper number)	Diastolic (lower number)	NOTE
AM			
AM			....
PM			....
PM			....

TUESDAY

Time	Systolic (upper number)	Diastolic (lower number)	NOTE
AM			
AM			....
PM			....
PM			....
			....

WEDNESDAY

Time	Systolic (upper number)	Diastolic (lower number)	NOTE
AM			
AM			....
PM			....
PM			....
			....

THURSDAY

Time	Systolic (upper number)	Diastolic (lower number)	NOTE
AM			
AM			....
PM			....
PM			....
			....

FRIDAY

Time	Systolic (upper number)	Diastolic (lower number)	NOTE
AM			
AM			
PM			
PM			

SATURDAY

Time	Systolic (upper number)	Diastolic (lower number)	NOTE
AM			
AM			
PM			
PM			

SUNDAY

Time	Systolic (upper number)	Diastolic (lower number)	NOTE
AM			
AM			
PM			
PM			

MONDAY

Time	Systolic (upper number)	Diastolic (lower number)	NOTE
AM			
AM			
PM			
PM			

TUESDAY

Time	Systolic (upper number)	Diastolic (lower number)	NOTE
AM			
AM			
PM			
PM			

WEDNESDAY

Time	Systolic (upper number)	Diastolic (lower number)	NOTE
AM			
AM			
PM			
PM			

THURSDAY

Time	Systolic (upper number)	Diastolic (lower number)	NOTE
AM			
AM			
PM			
PM			

FRIDAY

Time	Systolic (upper number)	Diastolic (lower number)	NOTE
AM			
AM			
PM			
PM			

SATURDAY

Time	Systolic (upper number)	Diastolic (lower number)	NOTE
AM			
AM			
PM			
PM			

SUNDAY

Time	Systolic (upper number)	Diastolic (lower number)	NOTE
AM			
AM			
PM			
PM			

MONDAY

Time	Systolic (upper number)	Diastolic (lower number)	NOTE
AM			
AM			
PM			
PM			

TUESDAY

Time	Systolic (upper number)	Diastolic (lower number)	NOTE
AM			
AM			
PM			
PM			

WEDNESDAY

Time	Systolic (upper number)	Diastolic (lower number)	NOTE
AM			
AM			
PM			
PM			

THURSDAY

Time	Systolic (upper number)	Diastolic (lower number)	NOTE
AM			
AM			
PM			
PM			

FRIDAY

Time	Systolic (upper number)	Diastolic (lower number)	NOTE
AM			
AM			
PM			
PM			

SATURDAY

Time	Systolic (upper number)	Diastolic (lower number)	NOTE
AM			
AM			
PM			
PM			

SUNDAY

Time	Systolic (upper number)	Diastolic (lower number)	NOTE
AM			
AM			
PM			
PM			

MONDAY

Time	Systolic (upper number)	Diastolic (lower number)	NOTE
AM			
AM			....
PM			....
PM			....
			....

TUESDAY

Time	Systolic (upper number)	Diastolic (lower number)	NOTE
AM			
AM			....
PM			....
PM			....
			....

WEDNESDAY

Time	Systolic (upper number)	Diastolic (lower number)	NOTE
AM			
AM			....
PM			....
PM			....
			....

THURSDAY

Time	Systolic (upper number)	Diastolic (lower number)	NOTE
AM			
AM			....
PM			....
PM			....
			....

FRIDAY

Time		Systolic (upper number)	Diastolic (lower number)	NOTE
	AM			
	AM			
	PM			
	PM			

SATURDAY

Time		Systolic (upper number)	Diastolic (lower number)	NOTE
	AM			
	AM			
	PM			
	PM			

SUNDAY

Time		Systolic (upper number)	Diastolic (lower number)	NOTE
	AM			
	AM			
	PM			
	PM			

MONDAY

Time	Systolic (upper number)	Diastolic (lower number)	NOTE
AM			
AM			
PM			
PM			

TUESDAY

Time	Systolic (upper number)	Diastolic (lower number)	NOTE
AM			
AM			
PM			
PM			

WEDNESDAY

Time	Systolic (upper number)	Diastolic (lower number)	NOTE
AM			
AM			
PM			
PM			

THURSDAY

Time	Systolic (upper number)	Diastolic (lower number)	NOTE
AM			
AM			
PM			
PM			

FRIDAY

Time	Systolic (upper number)	Diastolic (lower number)	NOTE
AM			
AM			
PM			
PM			

SATURDAY

Time	Systolic (upper number)	Diastolic (lower number)	NOTE
AM			
AM			
PM			
PM			

SUNDAY

Time	Systolic (upper number)	Diastolic (lower number)	NOTE
AM			
AM			
PM			
PM			

MONDAY	Time	Systolic (upper number)	Diastolic (lower number)	NOTE
	AM			
	AM			....
	PM			....
	PM			....
				....

TUESDAY	Time	Systolic (upper number)	Diastolic (lower number)	NOTE
	AM			
	AM			....
	PM			....
	PM			....
				....

WEDNESDAY	Time	Systolic (upper number)	Diastolic (lower number)	NOTE
	AM			
	AM			....
	PM			....
	PM			....
				....

THURSDAY	Time	Systolic (upper number)	Diastolic (lower number)	NOTE
	AM			
	AM			....
	PM			....
	PM			....
				....

FRIDAY

Time	Systolic (upper number)	Diastolic (lower number)	NOTE
AM			
AM			
PM			
PM			

SATURDAY

Time	Systolic (upper number)	Diastolic (lower number)	NOTE
AM			
AM			
PM			
PM			

SUNDAY

Time	Systolic (upper number)	Diastolic (lower number)	NOTE
AM			
AM			
PM			
PM			

MONDAY

Time		Systolic (upper number)	Diastolic (lower number)	NOTE
	AM			....
	AM			....
	PM			....
	PM			....

TUESDAY

Time		Systolic (upper number)	Diastolic (lower number)	NOTE
	AM			....
	AM			....
	PM			....
	PM			....

WEDNESDAY

Time		Systolic (upper number)	Diastolic (lower number)	NOTE
	AM			....
	AM			....
	PM			....
	PM			....

THURSDAY

Time		Systolic (upper number)	Diastolic (lower number)	NOTE
	AM			....
	AM			....
	PM			....
	PM			....

FRIDAY

Time	Systolic (upper number)	Diastolic (lower number)	NOTE
AM			
AM			
PM			
PM			

SATURDAY

Time	Systolic (upper number)	Diastolic (lower number)	NOTE
AM			
AM			
PM			
PM			

SUNDAY

Time	Systolic (upper number)	Diastolic (lower number)	NOTE
AM			
AM			
PM			
PM			

MONDAY

Time	Systolic (upper number)	Diastolic (lower number)	NOTE
AM			
AM			
PM			
PM			

TUESDAY

Time	Systolic (upper number)	Diastolic (lower number)	NOTE
AM			
AM			
PM			
PM			

WEDNESDAY

Time	Systolic (upper number)	Diastolic (lower number)	NOTE
AM			
AM			
PM			
PM			

THURSDAY

Time	Systolic (upper number)	Diastolic (lower number)	NOTE
AM			
AM			
PM			
PM			

FRIDAY

Time	Systolic (upper number)	Diastolic (lower number)	NOTE
AM			
AM			
PM			
PM			

SATURDAY

Time	Systolic (upper number)	Diastolic (lower number)	NOTE
AM			
AM			
PM			
PM			

SUNDAY

Time	Systolic (upper number)	Diastolic (lower number)	NOTE
AM			
AM			
PM			
PM			

MONDAY

Time	Systolic (upper number)	Diastolic (lower number)	NOTE
AM			
AM			....
PM			....
PM			....
			....

TUESDAY

Time	Systolic (upper number)	Diastolic (lower number)	NOTE
AM			
AM			....
PM			....
PM			....
			....

WEDNESDAY

Time	Systolic (upper number)	Diastolic (lower number)	NOTE
AM			
AM			....
PM			....
PM			....
			....

THURSDAY

Time	Systolic (upper number)	Diastolic (lower number)	NOTE
AM			
AM			....
PM			....
PM			....
			....

FRIDAY

Time	Systolic (upper number)	Diastolic (lower number)	NOTE
AM			
AM			
PM			
PM			

SATURDAY

Time	Systolic (upper number)	Diastolic (lower number)	NOTE
AM			
AM			
PM			
PM			

SUNDAY

Time	Systolic (upper number)	Diastolic (lower number)	NOTE
AM			
AM			
PM			
PM			

MONDAY

Time	Systolic (upper number)	Diastolic (lower number)	NOTE
AM			
AM			
PM			
PM			

TUESDAY

Time	Systolic (upper number)	Diastolic (lower number)	NOTE
AM			
AM			
PM			
PM			

WEDNESDAY

Time	Systolic (upper number)	Diastolic (lower number)	NOTE
AM			
AM			
PM			
PM			

THURSDAY

Time	Systolic (upper number)	Diastolic (lower number)	NOTE
AM			
AM			
PM			
PM			

FRIDAY

Time	Systolic (upper number)	Diastolic (lower number)	NOTE
AM			
AM			
PM			
PM			

SATURDAY

Time	Systolic (upper number)	Diastolic (lower number)	NOTE
AM			
AM			
PM			
PM			

SUNDAY

Time	Systolic (upper number)	Diastolic (lower number)	NOTE
AM			
AM			
PM			
PM			

MONDAY

Time	Systolic (upper number)	Diastolic (lower number)	NOTE
AM			
AM			
PM			
PM			

TUESDAY

Time	Systolic (upper number)	Diastolic (lower number)	NOTE
AM			
AM			
PM			
PM			

WEDNESDAY

Time	Systolic (upper number)	Diastolic (lower number)	NOTE
AM			
AM			
PM			
PM			

THURSDAY

Time	Systolic (upper number)	Diastolic (lower number)	NOTE
AM			
AM			
PM			
PM			

FRIDAY

Time	Systolic (upper number)	Diastolic (lower number)	NOTE
AM			
AM			
PM			
PM			

SATURDAY

Time	Systolic (upper number)	Diastolic (lower number)	NOTE
AM			
AM			
PM			
PM			

SUNDAY

Time	Systolic (upper number)	Diastolic (lower number)	NOTE
AM			
AM			
PM			
PM			

MONDAY

Time	Systolic (upper number)	Diastolic (lower number)	NOTE
AM			
AM			....
PM			....
PM			....
			....

TUESDAY

Time	Systolic (upper number)	Diastolic (lower number)	NOTE
AM			
AM			....
PM			....
PM			....
			....

WEDNESDAY

Time	Systolic (upper number)	Diastolic (lower number)	NOTE
AM			
AM			....
PM			....
PM			....
			....

THURSDAY

Time	Systolic (upper number)	Diastolic (lower number)	NOTE
AM			
AM			....
PM			....
PM			....
			....

FRIDAY

Time	Systolic (upper number)	Diastolic (lower number)	NOTE
AM			
AM			
PM			
PM			

SATURDAY

Time	Systolic (upper number)	Diastolic (lower number)	NOTE
AM			
AM			
PM			
PM			

SUNDAY

Time	Systolic (upper number)	Diastolic (lower number)	NOTE
AM			
AM			
PM			
PM			

MONDAY

Time		Systolic (upper number)	Diastolic (lower number)	NOTE
	AM			
	AM			....
	PM			....
	PM			....

TUESDAY

Time		Systolic (upper number)	Diastolic (lower number)	NOTE
	AM			
	AM			....
	PM			....
	PM			....

WEDNESDAY

Time		Systolic (upper number)	Diastolic (lower number)	NOTE
	AM			
	AM			....
	PM			....
	PM			....

THURSDAY

Time		Systolic (upper number)	Diastolic (lower number)	NOTE
	AM			
	AM			....
	PM			....
	PM			....

FRIDAY

Time	Systolic (upper number)	Diastolic (lower number)	NOTE
AM			
AM			
PM			
PM			

SATURDAY

Time	Systolic (upper number)	Diastolic (lower number)	NOTE
AM			
AM			
PM			
PM			

SUNDAY

Time	Systolic (upper number)	Diastolic (lower number)	NOTE
AM			
AM			
PM			
PM			

MONDAY

Time	Systolic (upper number)	Diastolic (lower number)	NOTE
AM			
AM			....
PM			....
PM			....

TUESDAY

Time	Systolic (upper number)	Diastolic (lower number)	NOTE
AM			
AM			....
PM			....
PM			....
			....

WEDNESDAY

Time	Systolic (upper number)	Diastolic (lower number)	NOTE
AM			
AM			....
PM			....
PM			....
			....

THURSDAY

Time	Systolic (upper number)	Diastolic (lower number)	NOTE
AM			
AM			....
PM			....
PM			....
			....

FRIDAY

Time	Systolic (upper number)	Diastolic (lower number)	NOTE
AM			
AM			
PM			
PM			

SATURDAY

Time	Systolic (upper number)	Diastolic (lower number)	NOTE
AM			
AM			
PM			
PM			

SUNDAY

Time	Systolic (upper number)	Diastolic (lower number)	NOTE
AM			
AM			
PM			
PM			

MONDAY

Time	Systolic (upper number)	Diastolic (lower number)	NOTE
AM			....
AM			....
PM			....
PM			....

TUESDAY

Time	Systolic (upper number)	Diastolic (lower number)	NOTE
AM			....
AM			....
PM			....
PM			....

WEDNESDAY

Time	Systolic (upper number)	Diastolic (lower number)	NOTE
AM			....
AM			....
PM			....
PM			....

THURSDAY

Time	Systolic (upper number)	Diastolic (lower number)	NOTE
AM			....
AM			....
PM			....
PM			....

FRIDAY

Time	Systolic (upper number)	Diastolic (lower number)	NOTE
AM			
AM			
PM			
PM			

SATURDAY

Time	Systolic (upper number)	Diastolic (lower number)	NOTE
AM			
AM			
PM			
PM			

SUNDAY

Time	Systolic (upper number)	Diastolic (lower number)	NOTE
AM			
AM			
PM			
PM			

MONDAY

Time		Systolic (upper number)	Diastolic (lower number)	NOTE
	AM			
	AM			....
	PM			....
	PM			....
				....

TUESDAY

Time		Systolic (upper number)	Diastolic (lower number)	NOTE
	AM			
	AM			....
	PM			....
	PM			....
				....

WEDNESDAY

Time		Systolic (upper number)	Diastolic (lower number)	NOTE
	AM			
	AM			....
	PM			....
	PM			....
				....

THURSDAY

Time		Systolic (upper number)	Diastolic (lower number)	NOTE
	AM			
	AM			....
	PM			....
	PM			....
				....

FRIDAY

Time	Systolic (upper number)	Diastolic (lower number)	NOTE
AM			
AM			
PM			
PM			

SATURDAY

Time	Systolic (upper number)	Diastolic (lower number)	NOTE
AM			
AM			
PM			
PM			

SUNDAY

Time	Systolic (upper number)	Diastolic (lower number)	NOTE
AM			
AM			
PM			
PM			

MONDAY

Time	Systolic (upper number)	Diastolic (lower number)	NOTE
AM			
AM			
PM			
PM			

TUESDAY

Time	Systolic (upper number)	Diastolic (lower number)	NOTE
AM			
AM			
PM			
PM			

WEDNESDAY

Time	Systolic (upper number)	Diastolic (lower number)	NOTE
AM			
AM			
PM			
PM			

THURSDAY

Time	Systolic (upper number)	Diastolic (lower number)	NOTE
AM			
AM			
PM			
PM			

FRIDAY

Time	Systolic (upper number)	Diastolic (lower number)	NOTE
AM			
AM			
PM			
PM			

SATURDAY

Time	Systolic (upper number)	Diastolic (lower number)	NOTE
AM			
AM			
PM			
PM			

SUNDAY

Time	Systolic (upper number)	Diastolic (lower number)	NOTE
AM			
AM			
PM			
PM			

MONDAY

Time	Systolic (upper number)	Diastolic (lower number)	NOTE
AM			
AM			....
PM			....
PM			....

TUESDAY

Time	Systolic (upper number)	Diastolic (lower number)	NOTE
AM			
AM			....
PM			....
PM			....

WEDNESDAY

Time	Systolic (upper number)	Diastolic (lower number)	NOTE
AM			
AM			....
PM			....
PM			....

THURSDAY

Time	Systolic (upper number)	Diastolic (lower number)	NOTE
AM			
AM			....
PM			....
PM			....

FRIDAY

Time	Systolic (upper number)	Diastolic (lower number)	NOTE
AM			
AM			
PM			
PM			

SATURDAY

Time	Systolic (upper number)	Diastolic (lower number)	NOTE
AM			
AM			
PM			
PM			

SUNDAY

Time	Systolic (upper number)	Diastolic (lower number)	NOTE
AM			
AM			
PM			
PM			

MONDAY

Time	Systolic (upper number)	Diastolic (lower number)	NOTE
AM			
AM			
PM			
PM			

TUESDAY

Time	Systolic (upper number)	Diastolic (lower number)	NOTE
AM			
AM			
PM			
PM			

WEDNESDAY

Time	Systolic (upper number)	Diastolic (lower number)	NOTE
AM			
AM			
PM			
PM			

THURSDAY

Time	Systolic (upper number)	Diastolic (lower number)	NOTE
AM			
AM			
PM			
PM			

FRIDAY

Time	Systolic (upper number)	Diastolic (lower number)	NOTE
AM			
AM			
PM			
PM			

SATURDAY

Time	Systolic (upper number)	Diastolic (lower number)	NOTE
AM			
AM			
PM			
PM			

SUNDAY

Time	Systolic (upper number)	Diastolic (lower number)	NOTE
AM			
AM			
PM			
PM			

MONDAY

Time	Systolic (upper number)	Diastolic (lower number)	NOTE
AM			
AM			....
PM			....
PM			....

TUESDAY

Time	Systolic (upper number)	Diastolic (lower number)	NOTE
AM			
AM			....
PM			....
PM			....
			....

WEDNESDAY

Time	Systolic (upper number)	Diastolic (lower number)	NOTE
AM			
AM			....
PM			....
PM			....
			....

THURSDAY

Time	Systolic (upper number)	Diastolic (lower number)	NOTE
AM			
AM			....
PM			....
PM			....
			....

FRIDAY

Time	Systolic (upper number)	Diastolic (lower number)	NOTE
AM			
AM			
PM			
PM			

SATURDAY

Time	Systolic (upper number)	Diastolic (lower number)	NOTE
AM			
AM			
PM			
PM			

SUNDAY

Time	Systolic (upper number)	Diastolic (lower number)	NOTE
AM			
AM			
PM			
PM			

MONDAY

Time	Systolic (upper number)	Diastolic (lower number)	NOTE
AM			
AM			....
PM			....
PM			....
			....

TUESDAY

Time	Systolic (upper number)	Diastolic (lower number)	NOTE
AM			
AM			....
PM			....
PM			....
			....

WEDNESDAY

Time	Systolic (upper number)	Diastolic (lower number)	NOTE
AM			
AM			....
PM			....
PM			....
			....

THURSDAY

Time	Systolic (upper number)	Diastolic (lower number)	NOTE
AM			
AM			....
PM			....
PM			....
			....

FRIDAY

Time	Systolic (upper number)	Diastolic (lower number)	NOTE
AM			
AM			
PM			
PM			

SATURDAY

Time	Systolic (upper number)	Diastolic (lower number)	NOTE
AM			
AM			
PM			
PM			

SUNDAY

Time	Systolic (upper number)	Diastolic (lower number)	NOTE
AM			
AM			
PM			
PM			

MONDAY

Time	Systolic (upper number)	Diastolic (lower number)	NOTE
AM			
AM			
PM			
PM			

TUESDAY

Time	Systolic (upper number)	Diastolic (lower number)	NOTE
AM			
AM			
PM			
PM			

WEDNESDAY

Time	Systolic (upper number)	Diastolic (lower number)	NOTE
AM			
AM			
PM			
PM			

THURSDAY

Time	Systolic (upper number)	Diastolic (lower number)	NOTE
AM			
AM			
PM			
PM			

FRIDAY

Time	Systolic (upper number)	Diastolic (lower number)	NOTE
AM			
AM			
PM			
PM			

SATURDAY

Time	Systolic (upper number)	Diastolic (lower number)	NOTE
AM			
AM			
PM			
PM			

SUNDAY

Time	Systolic (upper number)	Diastolic (lower number)	NOTE
AM			
AM			
PM			
PM			

MONDAY

Time	Systolic (upper number)	Diastolic (lower number)	NOTE
AM			
AM			
PM			
PM			

TUESDAY

Time	Systolic (upper number)	Diastolic (lower number)	NOTE
AM			
AM			
PM			
PM			

WEDNESDAY

Time	Systolic (upper number)	Diastolic (lower number)	NOTE
AM			
AM			
PM			
PM			

THURSDAY

Time	Systolic (upper number)	Diastolic (lower number)	NOTE
AM			
AM			
PM			
PM			

FRIDAY

Time	Systolic (upper number)	Diastolic (lower number)	NOTE
AM			
AM			....
PM			....
PM			....
			....

SATURDAY

Time	Systolic (upper number)	Diastolic (lower number)	NOTE
AM			
AM			....
PM			....
PM			....
			....

SUNDAY

Time	Systolic (upper number)	Diastolic (lower number)	NOTE
AM			
AM			....
PM			....
PM			....
			....

MONDAY

Time	Systolic (upper number)	Diastolic (lower number)	NOTE
AM			
AM			
PM			
PM			

TUESDAY

Time	Systolic (upper number)	Diastolic (lower number)	NOTE
AM			
AM			
PM			
PM			

WEDNESDAY

Time	Systolic (upper number)	Diastolic (lower number)	NOTE
AM			
AM			
PM			
PM			

THURSDAY

Time	Systolic (upper number)	Diastolic (lower number)	NOTE
AM			
AM			
PM			
PM			

FRIDAY

Time	Systolic (upper number)	Diastolic (lower number)	NOTE
AM			
AM			
PM			
PM			

SATURDAY

Time	Systolic (upper number)	Diastolic (lower number)	NOTE
AM			
AM			
PM			
PM			

SUNDAY

Time	Systolic (upper number)	Diastolic (lower number)	NOTE
AM			
AM			
PM			
PM			

MONDAY	Time	Systolic (upper number)	Diastolic (lower number)	NOTE
	AM			
	AM			
	PM			
	PM			

TUESDAY	Time	Systolic (upper number)	Diastolic (lower number)	NOTE
	AM			
	AM			
	PM			
	PM			

WEDNESDAY	Time	Systolic (upper number)	Diastolic (lower number)	NOTE
	AM			
	AM			
	PM			
	PM			

THURSDAY	Time	Systolic (upper number)	Diastolic (lower number)	NOTE
	AM			
	AM			
	PM			
	PM			

FRIDAY

Time	Systolic (upper number)	Diastolic (lower number)	NOTE
AM			
AM			
PM			
PM			

SATURDAY

Time	Systolic (upper number)	Diastolic (lower number)	NOTE
AM			
AM			
PM			
PM			

SUNDAY

Time	Systolic (upper number)	Diastolic (lower number)	NOTE
AM			
AM			
PM			
PM			

MONDAY

Time	Systolic (upper number)	Diastolic (lower number)	NOTE
AM			
AM			
PM			
PM			

TUESDAY

Time	Systolic (upper number)	Diastolic (lower number)	NOTE
AM			
AM			
PM			
PM			

WEDNESDAY

Time	Systolic (upper number)	Diastolic (lower number)	NOTE
AM			
AM			
PM			
PM			

THURSDAY

Time	Systolic (upper number)	Diastolic (lower number)	NOTE
AM			
AM			
PM			
PM			

FRIDAY

Time	Systolic (upper number)	Diastolic (lower number)	NOTE
AM			
AM			
PM			
PM			

SATURDAY

Time	Systolic (upper number)	Diastolic (lower number)	NOTE
AM			
AM			
PM			
PM			

SUNDAY

Time	Systolic (upper number)	Diastolic (lower number)	NOTE
AM			
AM			
PM			
PM			

MONDAY

Time	Systolic (upper number)	Diastolic (lower number)	NOTE
AM			
AM			....
PM			....
PM			....
			....

TUESDAY

Time	Systolic (upper number)	Diastolic (lower number)	NOTE
AM			
AM			....
PM			....
PM			....
			....

WEDNESDAY

Time	Systolic (upper number)	Diastolic (lower number)	NOTE
AM			
AM			....
PM			....
PM			....
			....

THURSDAY

Time	Systolic (upper number)	Diastolic (lower number)	NOTE
AM			
AM			....
PM			....
PM			....
			....

FRIDAY

Time	Systolic (upper number)	Diastolic (lower number)	NOTE
AM			
AM			
PM			
PM			

SATURDAY

Time	Systolic (upper number)	Diastolic (lower number)	NOTE
AM			
AM			
PM			
PM			

SUNDAY

Time	Systolic (upper number)	Diastolic (lower number)	NOTE
AM			
AM			
PM			
PM			

MONDAY

Time	Systolic (upper number)	Diastolic (lower number)	NOTE
AM			
AM			
PM			
PM			

TUESDAY

Time	Systolic (upper number)	Diastolic (lower number)	NOTE
AM			
AM			
PM			
PM			

WEDNESDAY

Time	Systolic (upper number)	Diastolic (lower number)	NOTE
AM			
AM			
PM			
PM			

THURSDAY

Time	Systolic (upper number)	Diastolic (lower number)	NOTE
AM			
AM			
PM			
PM			

FRIDAY

Time	Systolic (upper number)	Diastolic (lower number)	NOTE
AM			
AM			
PM			
PM			

SATURDAY

Time	Systolic (upper number)	Diastolic (lower number)	NOTE
AM			
AM			
PM			
PM			

SUNDAY

Time	Systolic (upper number)	Diastolic (lower number)	NOTE
AM			
AM			
PM			
PM			

NOTE

NOTE

www.ingramcontent.com/pod-product-compliance
Lightning Source LLC
Chambersburg PA
CBHW031441210526
45464CB00005B/2293